BEI GRIN MACHT SICH IHR WISSEN BEZAHLT

AF139827

- Wir veröffentlichen Ihre Hausarbeit, Bachelor- und Masterarbeit

- Ihr eigenes eBook und Buch - weltweit in allen wichtigen Shops

- Verdienen Sie an jedem Verkauf

Jetzt bei www.GRIN.com hochladen und kostenlos publizieren

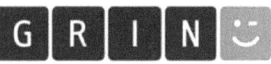

Bibliografische Information der Deutschen Nationalbibliothek:

Die Deutsche Bibliothek verzeichnet diese Publikation in der Deutschen National-
bibliografie; detaillierte bibliografische Daten sind im Internet über http://dnb.d-
nb.de/ abrufbar.

Impressum:

Copyright © 2016 GRIN Verlag
Druck und Bindung: Books on Demand GmbH, Norderstedt Germany
ISBN: 9783668920392

Dieses Buch bei GRIN:

https://www.grin.com/document/462389

Saskia Geyer

Trainingsplanung unter Berücksichtigung des Makro- und des Mesozyklus

Effekte des Krafttrainings bei Diabetes mellitus Typ 2

GRIN Verlag

Deutsche Hochschule für

Prävention und Gesundheitsmanagement

Hermann Neuberger Sportschule 3

66123 Saarbrücken

Einsendeaufgabe

Fachmodul: Trainingslehre 1

Studiengang: Bachelor of Arts Fitnessökonomie

Datum
Präsenzphase: 17.10.2016 – 20.10.2016

Name, Vorname: Geyer, Saskia

Studienort: **München**

Semester: **Sommersemester 2016**

Inhaltsverzeichnis

1 Vorwort

In der folgenden Arbeit wird eine langfristige Trainingsplanung durchgeführt. Diese setzt zunächst eine Diagnose der Probandin voraus. Danach wird eine gemeinsame Zielsetzung durchgeführt, bevor es dann zur Makrozyklus- und anschließend zur Mesozyklusplanung kommt. Als letzten Teilschritt dieser Arbeit wird eine Literaturrecherche zum Thema „Effekte des Krafttrainings bei Diabetes mellitus Typ - 2" durchgeführt.

2 Diagnose

2.1 Allgemeine und biometrische Daten

2.1.1 Erhebung der Daten

Im Folgenden werden die allgemeinen und biometrischen Daten meiner Probandin mit Hilfe zweier Tabellen dargestellt. Anschließend wird anhand dieser Angaben ein Trainingsplan entsprechend der individuellen Trainingsziele entwickelt. Die nachfolgende Tabelle gibt einen Überblick über die allgemeinen Daten meiner Probandin.

Tabelle 1: Allgemeine Daten

Alter	27 Jahre
Geschlecht	weiblich
Körpergröße	168 cm
Körpergewicht	69 kg
Trainingsmotive	Gewichtsreduktion und verbesserte Haltung
Berufliche Tätigkeit	Bürokauffrau
aktuelle sportliche Aktivität	Boxen
frühere sportliche Aktivität	Ballett
verfügbare Zeit	drei Mal / Woche für je zwei Stunden

Tabelle 2: Biometrische Daten

BMI	24,4 (Norm: 19 - 24)
Ruhepuls	67 Schläge / Minute
Ruheblutdruck	116 / 77 mmHG
Orthopädische Probleme	Totalrundrücken
Internistische Probleme	Keine
Medikamente	Keine Einnahme erforderlich

2.1.2 Bewertung der Daten

Meine 27-jährige Probandin ist 168 cm groß und wiegt 69 kg. Sie hat den Beruf Büro-kauffrau gelernt und übt diese Tätigkeit bereits seit mehreren Jahren aus. Aufgrund ihrer primär sitzenden Tätigkeit hat sie die berufstypische Haltungsschwäche des Totalrund-rückens und äußert nun, dass sie Schmerzen im Hals- und Brustwirbelsäulenbereich hat. Aufgrund des Rundrückens weist die Haltung meiner Probandin nach vorne hängende Schultern, eine Kippung des Beckens nach hinten und einen leichten „Buckel", also eine leichte Hyperkyphose, auf. Zudem hat sie durch ihre vorliegende Dysbalance Atmungs-schwierigkeiten, da durch die gekrümmte Haltung das Zwerchfell in seiner Funktion beeinträchtigt ist. Im Alter von vier bis 18 Jahren nahm meine Probandin zwei Mal die Woche für je 75 Minuten Ballettunterricht. Während dieser Zeit verfügte sie über eine nahezu perfekte Haltung und eine sehr ausgeglichene Muskulatur. Seit zirka zwei Jah-ren ist eines ihrer liebsten Hobbys jedoch das Boxtraining, welches sie einmal die Wo-che für je eine Stunde besucht. Aufgrund der unausgeglichenen Muskelbeanspruchung beim Boxen, unterstützt dieses die Haltung des Rundrückens, sodass ein zusätzliches Krafttraining im Fitnessstudio zu empfehlen ist. Neben dem Boxen hat meine Probandin bis zu drei Mal die Woche für je zwei Stunden Zeit, dieses Training in Anspruch zu nehmen. Bislang hat sie jedoch noch keinerlei Erfahrungen im Kraftsport sammeln kön-nen, weswegen sie als „Beginner" einzustufen ist.

Um sich nun ein genaues Bild über den Gesundheits- und Leistungsstand meiner Pro-bandin machen zu können, ist es zudem notwendig sich die biometrischen Daten der Tabelle 2 anzusehen und zu bewerten. Der Body-Maß-Index (BMI) meiner Probandin beträgt 24,4 und liegt somit etwas über dem Normwert von 19 – 24 (Dobkowicz, Hrsg.: Unbekannt). Der Ruhepuls meiner Probandin befindet sich mit 67 Schlägen pro Minute im Normalbereich (Croci, 2016). Ebenso verhält es sich mit dem Ruheblutdruck, dieser hat die Werte 116 / 77 mmHg und liegt somit laut AHA (American Heart Association, 2014) im Normalbereich (Normwerte: systolisch < 120 mmHg und diastolisch < 80 mmHg). Somit liegen keine Einschränkungen in Bezug auf das kommende Trainings-programm vor. Aufgrund der verkürzten Brust- und Bauchmuskulatur, sowie der ischio-cruralen und Gesäßmuskulatur, muss besonderer Wert auf das Training des kompletten Rückens und der Hüftbeugemuskulatur gelegt werden.

Die individuellen Ziele meiner Probandin liegen zum einen in der Linderung ihrer Rückenbeschwerden, wodurch gleichzeitig auch eine Verbesserung der Haltung statt-finden soll und zum anderen in der Gewichtsreduktion, sodass ihr BMI den Normwerten entspricht. Gemeinsam haben wir uns darauf geeinigt, ihre Ziele innerhalb der nächsten sechs Monate zu erreichen.

2.2 Krafttestung

Der Krafttest ist ein unabdingbarer Bestandteil einer guten Trainingsplanung im Hin-blick auf ein zielorientiertes, systematisches und planmäßiges Erstellen eines geeigneten Trainingsplanes. Er sollte bei jeder Planung aufs Neue ausgeführt werden. Meine Wahl fiel auf den Mehrwiederholungstest, welcher auch als X-RM-Test bezeichnet wird. Hierbei wird für eine im Vorfeld festgelegte Wiederholungszahl das maximal zu bewäl-tigende Gewicht einer Übung bestimmt, wofür drei Testsätze angestrebt werden. Die Ergebnisse daraus, liefern mir dann die nötigen Informationen, um die Trainingsintensi-täten und somit auch das Trainingsgewicht bestimmen zu können, wodurch ein Trai-ningsplan nach der ILB-Methode (Individuelle-Leistungsbild-Methode) erstellt werden kann (Strack & Eifler, 2005). Der Vorteil dieser Methode im Vergleich zu anderen Krafttests, wie beispielsweise dem des Maximalkrafttests (1-RM-Test), bei welchem man die individuelle 100 % Grenze, also die Maximalkraft, bestimmt, liegt darin, dass der Mehrwiederholungstest ein verringertes Verletzungsrisiko aufweist und zudem we-sentlich gelenkschonender ist. Meine Probandin hat sich zwar bereits an die Geräte im Fitnessstudio gewöhnt, dennoch erachte ich es als nicht sinnvoll, sie direkt einen Maxi-malkrafttest durchführen zu lassen, da durch ihre Dysbalancen vor allem im Brust-Rücken-Bereich eine erhöhte Gefahr der inkorrekten Ausführung vorliegt.

2.2.1 Beschreiben der Krafttestung

Der Krafttest erfolgte an einem Sonntagvormittag, sodass meine Probandin vom Wo-chenende ausgeruht den Test durchführte. Ich fragte sie dennoch nach ihrem Wohlbe-finden, um mögliche äußere Einflussfaktoren einschätzen zu können. Sie berichtete mir, dass sie bis auf die üblichen Schmerzen im Hals- und Brustwirbelsäulenbereich keiner-

6

lei Beschwerden habe. Gestartet wurde das Ganze mit einem kleinen Warm-up. Die vier wesentlichen Ziele des Aufwärmtrainings sind, die psychische Einstimmung, also das mentale Vorbereiten des nachfolgenden Trainings, die Verletzungsprophylaxe, die Mobilisation des Herz-Kreislauf-Systems, um ein besseres Zirkulieren des Blutes zu gewährleisten und die Erhöhung der Körperkerntemperatur von ca. 37,0 ° C auf 38,0 ° - 38,5 ° C.

Meine Probandin wärmte sich 10 Minuten bei Belastungsstufe 3 des subjektiven Belastungsempfinden (Boeckh-Berehns & Buskies, 2002, S. 32) auf dem Crosstrainer auf.

Im Anschluss folgte ein spezielles Aufwärmen der später beteiligten Muskelgruppen und Gelenkstrukturen, damit diese für die folgende Belastung aktiviert werden.

Da meine Probandin bereits eine Eingewöhnungsphase durchgeführt hat, verzichtete ich auf eine erneute Übungsunterweisung. Bevor es nun los ging ließ ich meine Probandin dennoch die Übungen noch einmal mit geringem Gewicht vormachen, um sie sowohl mental als auch körperlich auf den bevorstehenden Test vorzubereiten und sie auf eventuelle Haltungsfehler hinzuweisen. Im Anschluss folgte nun der Mehrwiederholungstest. Hierzu wurden bis zu drei Testsätzen mit je 25 Wiederholungen zu jeder im Trainingsplan enthaltenden Übung durchgeführt, um das maximale Trainingsgewicht so genau wie möglich bestimmen zu können. Die 25 Wiederholungen beziehen sich auf den ersten Mesozyklus des Trainingsplanes, welches die Verbesserung der Kraftausdauer zum Ziel hat. Das Gewicht zur Übungsdurchführung wurde zunächst schätzungsweise bestimmt. War dieses zu hoch, so wurde es im folgenden Satz verringert und umgekehrt. Spätestens nach dem dritten Testsatz war das passende Gewicht der einzelnen Übungen gefunden, sodass der Mehrwiederholungstest abgeschlossen werden konnte. Die Satzpausen betrugen jeweils 90 Sekunden. Die Testdurchführung erfolgte an Fitnessgeräten, der Marke „Gym80".

2.2.2   Ergebnisse des Krafttests
Folgende Ergebnisse wurden nach erfolgreicher Durchführung des Krafttests bei je 25 Wiederholungen erzielt:

Tabelle 3: Testergebnisse des X-RM-Tests

Übung	1. Testsatz	2. Testsatz	3. Testsatz	Ergebnis
Latzug breit zur Brust	25 kg	20 kg	/	20 kg
Beinpresse sitzend	53 kg	69 kg	61 kg	61 kg
Ruderzugmaschine	15 kg	25 kg	20 kg	20 kg
Duale Bankdrückmaschine	5 kg	1,25 kg	2,5 kg	2,5 kg
Rückenstrecker	15 kg	20 kg	/	20 kg
Beinheben im Unterarm-stütz (am Gerät)	/	/	/	/
Butterfly reverse	25 kg	20 kg	15 kg	15 kg
duale Bauchmaschine	2,5 kg	5 kg	/	5 kg

2.2.3 Schlussfolgerung

Das Ziel des Testes ist es, eine Intensitätsbestimmung und somit auch die Ermittlung des richtigen Gewichtes der jeweiligen Übungen durchführen zu können. Bei der Gestaltung des Trainingsplanes orientierte ich mich teilweise am ILB-Grobraster (siehe Tabelle 4).

Meine Probandin hat bereits eine Eingewöhnungsphase absolviert, dennoch wird im ersten Mesozyklus die Trainigsintensität bei 30 – 50 % ihres ILB liegen, da wir uns im Kraftausdauerbereich befinden. Dadurch wird sie bei ihrem Training pro Übung 20 – 25 Wiederholungen bei zwei Sätzen durchführen. Zudem wird sie ein Ganzkörpertraining mit ein bis zwei Übungen pro Muskelgruppe und zwei Trainingseinheiten pro Woche, bei oben genannter Intensität absolvieren. Die genauen Wiederholungszahlen und Intensitätsstufen werden im Mikrozyklus festgehalten, sodass meiner Probandin genaue Werte vorliegen, an denen sie sich orientieren kann. Selbstverständlich werden zwischen den einzelnen Zyklen kurze Beratungs- beziehungsweise Feedbacktermine stattfinden, in denen abgeklärt wird, ob sie mit den festgesetzten Intensitäten und Gewichten zurechtkommt oder ob der Trainingsplan dementsprechend neu angepasst werden muss. Des Weiteren wird sowohl vor jedem als auch nach dem letzten Mesozyklus ein neuer X-RM-Test durchgeführt, um die Steigerung des Leistungsniveaus bewerten zu können.

Tabelle 4: Grobraster ILB-Methode (Strack & Eifler, 2005)

Leistungs-stufe	Zeitstufe (Monate)	Organisationsform	Einheiten / Woche	Übungen / Muskel	Sätze / Übung	Intensität*
Orientierung	0 - 1,5	GK	2	1 - 2	1 - 2	gering
Beginner	1,5 - 6	GK	2	1 - 2	1 - 2	50 - 70
Geübter	6 - 12	GK	2 - 3	1 - 2	2	60 - 80
Fortgeschrittener	> 12	GK / Split	3 - 4	1 - 3	2 - 3	70 - 90
Leistungssportler	> 36	GK / Split	3 - 6	1 - 4	2 - 4	80 - 100

Anmerkung: GK = Ganzkörpertraining, Split = Splittraining
*Intensität in % des ILB

3 Zielsetzung / Prognose

3.1 Gemeinsame Zielsetzung

Zunächst werden gemeinsam mit meiner Probandin realistische Ziele für die kommenden Monate gesetzt.

Tabelle 5: Individuelle Zielsetzung

Inhalt	Ausmaß	Zeit
Schmerzlinderung	Skala Stufe 5	4 Wochen
Muskelaufbau	1 – 1,5 kg	6 Monate
Gewichtsreduktion	6 kg	6 Monate

3.2 Begründung der Ziele

Das primäre Ziel meiner Probandin ist die Schmerzlinderung im Brust- und Halswirbel-säulenbereich. Dieses Ziel erfordert ein Krafttraining mit speziellem Fokus auf die Rü-ckenmuskulatur. Gleichzeitig bringt das oben genannte Training eine Verbesserung der Haltung und somit auch eine verbesserte Atmungsfunktion mit sich. Diese drei Aspekte sind für meine Probandin von höchster Bedeutung, damit sie so schnell wie möglich ihren Alltag wieder ohne Schmerzen und Einschränkungen bewältigen kann. Eine Schmerzlinderung tritt in der Regel ziemlich schnell ein, sodass wir für dieses Ziel 4

Wochen ins Auge gefasst haben. Während dieser Zeit wird zudem auch schon eine Verbesserung der Haltung und Atmung erkennbar sein.

Des Weiteren soll ein gezielter Muskelaufbau stattfinden, damit anschließend das dritte
Ziel, die Gewichtsreduktion, leichter zu erreichen ist. Durch den Muskelmassezuwachs
findet im Körper ein erhöhter Kalorienverbrauch statt, wodurch es leichter ist ein Kalo-
riendefizit zu erzielen und somit Fett abzubauen. Ein weiterer Vorteil des Muskelauf-
baus ist, dass der Körper besser geformt und vor allem aber auch gestrafft wird. Hierfür
haben wir 6 Monate ins Auge gefasst, in denen ein Muskelmassezuwachs von 1 - 1,5
Kg stattfinden soll. Für das Ziel Gewichtsreduktion haben wir uns ebenfalls auf 6 Monate geeinigt. Das Ziel wurde auf 5 kg beschränkt, da zwar der Fettanteil sinkt, durch
das Krafttraining aber die Muskelmasse zunimmt. Diese beiden Ziele können durch das
Wiegen und durch das Messen der Umfänge einzelner Körperteile beobachtet werden.

4 Trainingsplanung Makrozyklus

Das Ziel eines jeden Makrozyklus ist es, eine Herausbildung der komplexen sportlichen
Leistungsfähigkeit auf ständig höherem Niveau zu erlangen. Die folgende Tabelle zeigt
den Makrozyklus meiner Probandin für die kommenden sechs Monate.

Tabelle 6: Individueller Makrozyklusplan

Makrozyklus				
	1. Mesozyklus	2. Mesozyklus	3. Mesozyklus	4. Mesozyklus
Dauer	8 Wochen	6 Wochen	6 Wochen	4 Wochen
Trainingsziel	Kraftausdauer	Muskelaufbau extensiv	Muskelaufbau intensiv	Maximalkraft
Organisationsform	GK / Zirkel	GK / Station	Split / Station	GK / Station
Häufigkeit / Woche	2	2	3	2
Übungen / Muskelgruppe	1 – 2	1 – 2	2	1
Sätze / Übung	2	3	2	1
Intensität	30 – 50 % ILB	50 – 70 % ILB	60 – 80 % ILB	90 % ILB
Wiederholungen	20 – 25	12 – 15	8 – 10	5 - 7
Bewegungstempo	2 – 0 – 2	1 – 0 – 1	2 – 0 – 2	1 – 0 – 1
Satzpause	30 Sekunden	90 Sekunden	2 Minuten	/

Anmerkung: GK = Ganzkörpertraining, Station = Stationstraining

Ich habe mich innerhalb der einzelnen Mesozyklen mit Absicht nicht auf bestimmte Wiederholungszahlen festgelegt, da diese innerhalb der einzelnen Mikrozyklen variieren werden und dort dann fest zugeteilt werden. Vor jedem Mesozyklus wird ein neuer X-RM-Test durchgeführt, um das neue optimale Trainingsgewicht bestimmten zu können. Zudem geben mir die Testergebnisse Informationen darüber, ob das Trainingsziel erreicht werden kann. Ist dem nicht so, müssen gegebenenfalls die Ziele angepasst und der Trainingsplan abgeändert werden. Dies gilt somit als eine Art Zwischenbilanz. Nach dem vierten Mesozyklus wird erneut ein Mehrwiederholungstest durchgeführt, damit die Leistungssteigerung nach Durchlaufen des kompletten Makrozykluses bewertet werden kann.

4.1 Begründung der Trainingsmethoden

Die gewählte Trainingsmethode basiert auf der so genannten „Individuellen-Leistungsbild-Methode" (auch ILB-Methode). Das ILB-Grobraster liefert übersichtlich alle notwendigen Vorgaben, sodass sich auch meine Probandin ohne Probleme daran orientieren kann. Im Vorfeld hat zwar schon eine Eingewöhnungsphase meiner Probandin stattgefunden, dennoch beschränke ich mich im ersten Mesozyklus auf die „Orientierungsstufe" (vgl. Tabelle 4) des ILB-Grobrasters, um einer möglichen Überlastung meiner Probandin vorzubeugen. In den folgenden Mesozyklen bin ich schrittweise von Stufe zu Stufe aufgestiegen, um eine progressive Kraftsteigerung gewährleisten zu können. Insgesamt bildet die ILB-Methode eine gute Basis zur realistischen Makrozyklusplanung.

4.2 Begründung der Belastungsparameter

Die Trainingseinheiten wurden, mit Ausnahme des dritten Mesozyklus, auf zwei Trainingseinheiten beschränkt. Dies hat damit zu tun, dass sich der Körper meine Probandin im ersten Mesozyklus zunächst an die neue Trainingsmethode gewöhnen soll. Im zweiten Mesozyklus ist das Trainingsziel der extensive Muskelaufbau, hierbei habe ich die Trainingseinheiten auch auf zwei Mal pro Woche beschränkt, da diese Anzahl für einen Muskelmassezuwachs ausreichend ist (Wirth, Atzor & Schmidtbleicher, 2007). Im dritten Mesozyklus habe ich drei Trainingseinheiten pro Woche eingeplant, da wir hier ein Splittraining mit Muskelaufbau durchführen werden. Wie oben bereits erwähnt sind zwar zwei Trainingseinheiten für den Muskelaufbau ausreichend, dennoch werden bei drei Trainingseinheiten pro Woche bessere Ergebnisse erzielt (Wirth, Atzor & Schmidtbleicher, 2007). Betrachtet man das Ganze unter dem Aspekt der Effizienz, also der Abhängigkeit zwischen Trainingsaufwand und Trainingsnutzen, so werden nach Fröhlich & Schmidtbleicher (2008) ebenfalls drei Trainingseinheiten pro Woche empfohlen. Im vierten und somit letzten Mesozyklus habe ich die Trainingseinheiten erneut auf zwei pro Woche reduziert, da wir hier ein Maximalkrafttraining durchführen werden. Nach Fröhlich & Schmidtbleicher (2008) führen zwei, drei und vier Trainingseinheiten im Bereich dieser Trainingsmethode zu größeren Steigerungen der Maximalkraft als beispielsweise eine, fünf oder sechs Einheiten. Dennoch liegen zwischen zwei, drei und vier Einheiten eher geringe Unterschiede, weswegen ich mich auf zwei Einheiten beschränke, da meine Probandin einmal die Woche zusätzlich noch ihr Boxtraining besucht.

In den ersten beiden Mesozyklen habe ich mich für ein bis zwei Übungen pro Muskelgruppe entschieden. Dies hat den Hintergrund, dass hier zunächst einmal die vorliegenden Dysbalancen ausgeglichen werden sollen. Hierbei werden für die abgeschwächte Muskulatur, also vor allem die Rücken- und Hüftbeugemuskulatur, jeweils zwei Übungen und für die verkürzte Muskulatur, welche die Bauch-, Brust-, Gesäß-, und Beinbeugemuskulatur darstellt, jeweils eine Übung durchgeführt. Im dritten Mesozyklus sollten die Dysbalancen schon so weit abgeschwächt sein, dass man ein ausgeglichenes Training zwischen den Agonisten und Antagonisten anstreben kann. Somit werden hier pro Muskelgruppe zwei Übungen ausgeführt. Sollten die Dysbalancen bis zu dem Zeitpunkt noch nicht genug ausgeglichen sein, so wird selbstverständlich der Trainingsplan dementsprechend angepasst werden. Im letzten Mesozyklus habe ich mich dafür entschieden pro Muskelgruppe nur eine Übung durchführen zu lassen, da wir uns hier im Maximalkrafttraining bei einer Intensität von 90 % des ILB (vgl. Tabelle 6) befinden. Somit findet hier ein sehr intensives Krafttraining statt, welches ausreichend Trainingsreize setzt.

Die Meinungen darüber, ob ein Einsatz- oder Mehrsatztraining sowohl für Trainingsbeginner als auch für fortgeschrittene Kraftsportler sinnvoller ist gehen stark auseinander. Wolfe, Le Mura, & Cole (2004) leiten ab, dass für Trainingsfortgeschrittene ein Mehrsatztraining, für Trainingsbeginner jedoch auch ein Einsatztraining empfohlen werden kann. Wohingegen Peterson, Rhea & Alvar (2004) Vorteile eines Mehrsatztrainings für Fortgeschrittene und Trainingsbeginner darlegen konnte. Dementsprechend habe ich bei der Trainingsplanung im ersten Mesozyklus zwei Sätze pro Übung angesetzt, um den Körper meiner Probandin zunächst einmal an das ungewohnte Training zu gewöhnen. Zudem befinden wir uns hier im Kraftausdauerbereich mit 20 – 25 Wiederholungen (vgl. Tabelle 6), wodurch das Training sonst zu viel Zeit in Anspruch nehmen würde.

Im zweiten Mesozyklus habe ich das Ganze auf drei Sätze erhöht, damit neue Trainings-reize gesetzt werden. Des Weiteren bewegen wir uns hier im Hypertrophietraining, so-dass wir eine verringerte Anzahl an Wiederholungen haben und dadurch von der Satz-anzahl erhöhen können. Im nächsten Mesozyklus habe ich mich erneut auf zwei Sätze pro Übung beschränkt. Hier befinden wir uns im intensiven Muskelaufbautraining, so-dass wir noch weniger Wiederholungen, dafür jedoch eine erhöhte Intensität haben. Um auch hier meine Probandin nicht zu überanstrengen, habe ich mich, wie bereits erwähnt, auf zwei Sätze pro Übung beschränkt. Im vierten und somit letzten Mesozyklus, bei dem das Trainingsziel das Maximalkrafttraining ist, habe ich mich jeweils nur auf einen Satz pro Übung beschränkt, da wir hier mit sehr hohen Intensitäten arbeiten und dies vollkommen ausreichend für die Kraftsteigerung ist.

Die Belastungsdauer habe ich so gewählt, dass sie den Maßstäben nach Fröhlich, Schmidtbleicher & Emrich (2002b) entsprechen. Im Kraftausdauertraining sind hier 50 bis 120 Sekunden Belastungsdauer, im Hypertrophietraining 20 bis 50 Sekunden und im Maximalkrafttraining weniger als 15 Sekunden angesetzt. Die Belastungsdauer im ers-ten Mesozyklus beträgt bei uns pro Wiederholung vier Sekunden, wovon zwei Sekun-den konzentrische und zwei Sekunden exzentrische Arbeitsphase darstellen. Somit be-finden wir uns insgesamt bei einer Belastungsdauer zwischen 80 bis 100 Sekunden je Satz. Im zweiten Mesozyklus habe ich die Belastungsdauer pro Satz auf zwei Sekunden beschränkt, um im vorgegebenen Belastungszeitfenster des Hypertrophietrainings zu sein. Insgesamt bewegen wir uns hier zwischen 24 bis 30 Sekunden. Beim dritten Me-sozyklus, welcher auch den Muskelaufbau zum Ziel hat, wählte ich erneut die vier Se-kunden Belastungsdauer, sodass wir uns zwischen 32 bis 40 Sekunden befinden und zwischen 10 bis 14 Sekunden Belastungsdauer haben wir im letzten Mesozyklus, wel-ches das Trainingsziel des Maximalkrafttrainings hat.

Im ersten Mesozyklus wird die Trainingsintensität zwischen 30 – 50 % der Ergebnisse aus dem X-RM-Test gewählt. Dies hat den Hintergrund, dass es erst ab einer Intensität von 30 % oder höher, ausgehend von der Maximalkraft, zu einer Widerstandsfähigkeit gegen Ermüdung bei statischer oder dynamischer Arbeitsweise der Muskulatur gegen höhere Lasten (Martin, Karl & Lehnertz, 1993) kommt.

Im weiteren Verlauf des Makrozyklus habe ich mich auf die Trainingsintensitäten des ILB-Grobrasters bezogen. Zwar kommt es beim Krafttraining bis zum Muskelversagen zu besseren Kraftzuwächsen, allerdings kommt es hierbei auch zu einer deutlich höhe-ren kardiovaskulären Belastung, also zu einem Anstieg des Blutdruckes und der Herz-frequenz (Buskies, 1999). In Anbetracht dessen, dass meine Probandin einen erhöhten

Blutdruck aufweist, rate ich von einem Krafttraining bis zum Muskelversagen ab und beziehe mich auf ein submaximales Krafttraining.

4.3 Begründung der Organisationsform

In den ersten beiden, sowie dem letzte Mesozyklus wurde ein Ganzkörpertraining gewählt. Lediglich im dritten Mesozyklus wird ein Splittraining durchgeführt, da wir uns hier bei drei Trainingseinheiten pro Woche befinden und meine Probandin sich zu dem Zeitpunkt schon sehr gut in das Training eingewöhnt haben sollte. Außerdem bringt das Splittraining Abwechslung in den Trainingsalltag und es können auch gezielt kleinere Muskelgruppen isoliert trainiert werden.

Im ersten Mesozyklus wurde zudem ein Zirkeltraining eingebaut, da dadurch vielseitige Belastungen möglich sind (Weineck, 1994). Des Weiteren ist durch den Wechsel der verschiedenen Geräte mit jeweils anderen beteiligten Muskelgruppen die Regenerationszeit verkürzt, wodurch in kurzer Zeit ein hoher Trainingsumfang gewährleistet werden kann (Kasprak, 2016). In den folgenden drei Mesozyklen ist das Krafttraining als Stationstraining durchzuführen, da meine Probandin zu diesem Zeitpunkt bereits über ein gewisses Maß an Trainingserfahrung verfügt. Somit müssen höhere Belastungsreize gewählt werden. Außerdem ist das Stationstraining vor allem für den Muskelaufbau besser geeignet als ein Zirkeltraining (Heiduk, 2013).

4.4 Begründung der Periodisierung

Der Makrozyklus ist so aufgebaut, dass die Intensität von Mesozyklus zu Mesozyklus stetig zunimmt, die Wiederholungszahlen aber abnehmen. Somit befinden wir uns in einer linearen Periodisierung beziehungsweise einer Blockperiodisierung. Das Ziel hierbei ist die Maximierung der Kraftleistung (Fröhlich, Müller, Schmidtbleicher & Emrich, 2009; Krämer & Fleck, 2007).

Zunächst wird ein acht wöchiges Kraftausdauertraining mit 20 bis 25 Wiederholungen pro Trainingssatz durchgeführt, um zum einen die Kraftausdauer meiner Probandin zu verbessern und zum anderen den Großteil ihrer Dysbalancen auszugleichen, wodurch es zu einer verbesserten Atmungsfähigkeit und Schmerzlinderung im Hals- und Brustwirbelsäulenbereich kommt. Um die oben genannten Ziele zu optimieren und zudem das Ziel der Gewichtsreduktion verstärkt in Angriff zu nehmen, wurde im zweiten Mesozyklus ein Muskelaufbautraining extensiv und im dritten Zyklus ein Hypertrophietraining intensiv angesetzt. Hierdurch wird vermehrt Muskelmasse aufgebaut, welche zur

Gewichtsreduktion notwendig ist, da Muskelmasse einen erhöhten Kalorienverbrauch mit sich bringt (Stemper, 2015). Um etwas Abwechslung in das Krafttraining zu integrieren, wird im letzten Mesozyklus ein Maximalkrafttraining durchgeführt, wodurch zugleich alle Krafttrainingsmethoden im Trainingsplan berücksichtigt wurden.

5 Trainingsplanung Mesozyklus

5.1 Darstellung des Mesozyklus

Im Folgenden wird nun detaillierter auf die Darstellung des Mesozyklus eingegangen. Alle allgemein wichtigen Daten des ersten Mesozykluses werden in der nachfolgenden Tabelle dargestellt.

Tabelle 7: Allgemeine wichtige Daten des Mesozyklus

Dauer	8 Wochen
Trainingsziel	Kraftausdauer
Organisationsform	Ganzkörper / Zirkeltraining
Häufigkeit / Woche	2 Mal
Übungen / Muskelgruppe	1 - 2
Sätze / Übung	2
Intensität	30 – 50 % ILB
Wiederholungen Woche 1 – 3	20 – 25
Bewegungstempo	2 – 0 – 2
Satzpause	30 Sekunden

Die folgende Tabelle gibt nun eine Übersicht über die gewählten Übungen mit den jeweiligen Gewichten der einzelnen Zeitabschnitte.

Tabelle 8: Übersicht aller Übungen

Übung	Woche 1 – 2	Woche 3 – 4	Woche 5 – 6	Woche 7 – 8
Wiederholungen	20	25	20	25

Latzug breit zur Brust	5 kg	5 kg	10 kg	10 kg
Beinpresse sitzend	21 kg	21 kg	29 kg	29 kg
Ruderzugmaschine	5 kg	5 kg	10 kg	10 kg
Duale Bankdrückmaschine	/	/	1,125 kg	1,125 kg
Rückenstrecker	/*[1]	/*[1]	/*[2]	/*[2]
Beinheben im Unterarmstütz	/	/	/*[3]	/*[3]
Butterfly reverse	5 kg	5 kg	10 kg	10 kg
Duale Bauchmaschine	1,125 kg	1,125 kg	2,5 kg	2,5 kg

*[1] Anmerkung: Arme auf Brusthöhe (mittlerer Schwierigkeitsgrad)
*[2] Anmerkung: Arme nach über Kopf gestreckt (hoher Schwierigkeitsgrad)
*[3] Anmerkung: Um den Schwierigkeitsgrad zu erhöhen soll in den Wochen 5 – 8 beim Beinheben im Unterarmstütz zusätzlich die Hüfte mit angehoben werden.

5.2 Begründung der Übungsauswahl

Der Schwerpunkt dieses Mesozyklus liegt auf dem Training der abgeschwächten Muskulatur, welche bei meiner Kundin vor allem die Rückenmuskulatur, aber auch die Hüftbeugemuskulatur darstellt. Somit liegt der Großteil der Übungen auf diesen Muskelpartien. Als erste Übung habe ich Latzug breit zur Brust gewählt, da diese Übung eine mehrgelenkige und koordinativ anspruchsvolle Übung darstellt. Meine Probandin hat hier die Aufgabe, ihren Oberkörper selbstständig zu stabilisieren, da kein Rückenpolster vorhanden ist. Hierbei wird primär der Latissimus, aber auch der hintere Deltamuskel, der Kapuzenmuskel und der Bizeps trainiert, sodass diese Übung unterstützend zum Ausgleich der Dysbalancen im Hals- und Brustwirbelsäulenbereich wirkt (Burkhardt, 2011, S. 93). Als nächstes folgt die sitzende Beinpresse. Diese Übung verfügt über einen sehr hohen Anteil an Muskelbeanspruchung und ist zudem ebenfalls eine zweigelenkige Übung. Ich wählte diese Variante, da diese primär den Quadrizeps beansprucht, wodurch die Verkürzung des Beinbeugers aufgehoben werden soll. Da es zwei Arten von ziehenden Übungen gibt, nämlich zum einen die von oben und zum anderen die Ziehenden von vorne, habe ich als dritte Übung die Ruderzugmaschine gewählt. Diese Übung ist durch das gegebene Rückenpolster koordinativ weniger anspruchsvoll. Bei dieser Übung wird zum einen auch der Latissimus zum anderen aber auch die Schulterblattfixatoren trainiert, wodurch hier die verkrampfte Haltung im Hals- und Brustwirbelsäulenbereich gelockert wird. Als nächstes folgt die duale Brustpresse, damit diese Muskelpartie nicht komplett vernachlässigt wird. Ich wählte die duale Variante, damit mögliche Dysbalancen zwischen der linken und rechten Körperhälfte ausgeglichen werden können.

Nun folgen lediglich noch die eingelenkigen Übungen. Angefangen wird hier mit dem Rückenstrecker. Dieser ist vor allem für die Hüftbeugemuskulatur zuständig, welche bei meiner Probandin durch den Rundrücken abgeschwächt ist. Neben dem quadratischen Lendenmuskel werden hier außerdem der Rückenstrecker, Gesäßmuskel und der Schenkelbeuger trainiert. (Burkhardt, 2011, S. 104). Eine weitere Übung um die Hüftbeugemuskulatur zu trainieren stellt das Beinheben im Unterarmstütz dar. Diese erfordert eine hohe Stabilität vor allem im Rumpfbereich, weswegen sie ohne Zusatzgewicht durchgeführt wird. Ab der fünften Trainingswoche soll hierbei jedoch versucht werden die Hüfte zusätzlich mit anzuheben, um einen höher Schwierigkeitsgrad zu erzielen. Außerdem wurde die Übung Butterfly Reverse mit eingebaut. Diese trainiert hauptsächlich den Kapuzenmuskel und die Rhomboiden, wodurch den nach vorne hängenden Schultern entgegen gewirkt wird. (Boeckh-Behrens W. -U. & Buskies W., 2000, S. 172). Um nun die Bauchmuskulatur nicht zu vernachlässigen wurden zusätzlich Crunches mit eingebaut, damit die Rumpfstabilität weiterhin gewährleistet wird. Auf Grund der geringen Erfahrung im Krafttrainingsbereich meiner Probandin, ist der Großteil der Übungen gerätegestützt. Durch den vorgegebenen Bewegungsablauf durch die Geräte wird das Verletzungsrisiko im Vergleich zu Freihantelübungen gering gehalten (Wahle, 2009, S. 22).

Die Reihenfolge der Übungen wurde nach der Komplexität der Übung, dem Anteil der Muskelmasse, der koordinativen Beanspruchung und der individuellen Prioritäten gewählt. Somit werden die Muskelpartien mit der höchsten Priorität und koordinativen Beanspruchung zuerst trainiert. Mehrgelenkige Übungen werden vor den eingelenkigen Übungen trainiert, da die Bewegungsausführung hier komplexer ist. Übungen mit dem größeren Muskelmasseanteil werden zudem auch zu Beginn trainiert, da diese eine vermehrte Ausschüttung des Hormons Testosteron auslösen, welches primär für den Aufbau von Muskelmasse verantwortlich ist.

6 Literaturrecherche

Als Themengebiet der Literaturrecherche wurde „Effekte des Krafttrainings bei Diabetes Mellitus Typ - 2" ausgewählt. Folgende Tabelle stellt die zwei Studien des genannten Themas gegenüber.

Studie 1	Studie 2
Autor	
A Hillebrecht, S Zeißler, T Frech, M Rechner, U Haas, FC Mooren, D Hamar	Cauza E., Hanusch-Enserer U., Strasser B., Ludvik B., Prager R., Georg P., Pacini G., Wagner O., Dunky A., Haber P.
Datum der Publikation	
Keine Angabe	18.03.2003
Versuchspersonen	
90 Patienten im Alter zwischen 48 bis 77 Jahren	40 Patientinnen zwischen 50 bis 70 Jahren
Versuchsaufbau	
- Patienten werden in 3 Gruppen eingeteilt - Die 1. Gruppe dient als Wartekontrollgruppe - Die 2. Gruppe führt Hypertrophietraining mit 10 bis 12 Wiederholungen durch - Die 3. Gruppe betreibt Kraftausdauertraining mit 25 – 30 Wiederholungen - Es gibt eine 4-wöchige Eingewöhnungs- und 5-monatige Trainingsphase - Es wurde eine Medikamentenanamnese zu Beginn, direkt nach Ende der sechsmonatigen Intervention und nach einem follow-up nach erneuten sechs Monaten durchgeführt	- Krafttraining an Fitnessgeräten - Die Intensität des Trainingsgewichtes wird anhand eines 1-RM-Testes bestimmt -> Trainingsgewicht variiert zwischen den verschieden kräftigen Muskelgruppen - 10 – 15 Wiederholungen pro Satz bis zur Muskelermüdung - das Training beginnt mit je 3 Sätzen der 9 großen Muskelgruppen und steigt alle 4 Wochen um einen Satz an, sodass im letzten Monat 6 Sätze pro Muskelgruppe durchgeführt werden
Ergebnisse / Schlussfolgerungen	
Ergebnis: In der WGK erfolgte bei einem Patienten eine Medikamentenerhöhung, in Gruppe 2 und 3 bei jeweils 6 Patienten eine Medikamentensenkung. Der HbA1c der WKG stieg im sechsmonatigen Interventionszeitraum nicht bemerkenswert an. Der Unterschied zwischen Gruppe 2 und 3 war nicht signifikant. Der Vergleich zwischen diesen beiden Gruppen nach dem follow-up zeigte jedoch einen signifikanten Unterschied mit größerer Sen-	Schlussfolgerung: Das Krafttraining an Diabetes Mellitus Typ – 2 Patienten ist dem Ausdauertraining deutlich überlegen

kung des HbA1c in der Kraftausdauergruppe. Schlussfolgerung: Beide Krafttrainingsformen sind bei Patienten mit Diabetes Mellitus Typ-2 geeignet, wobei ein Kraftausdauertraining bessere Erfolge als das Hypertrophietraining erzielt.	

7 Literaturverzeichnis

7.1 Primärliteratur

- Boeckh-Behrens W.-U. & Buskies W. (2000). *Fitness-Krafttraining. Die besten Übungen und Methoden für Sport und Gesundheit.* Reinbek: Taschenbuch.

- Burkhardt, C. (2011). *Krafttraining. Muskelaufbau – Fitness – Gesundheit.* München: Kindersley Verlag GmbH.

- Buskies, W. (1999). *Sanftes Krafttraining nach dem subjektiven Belastungsempfinden versus Training bis zur muskulären Ausbelastung.* Deutsche Zeitschrift für Sportmedizin, 50 (10), 316-320.

- Fröhlich, M., Müller, T., Schmidtbleicher, D. & Emrich, E. (2009). *Outcome-Effekte verschiedener Periodisierungsmodelle im Krafttraining.* Deutsche Zeitschrift für Sportmedizin, 60 (10), 307-314.

- Fröhlich, M., Schmidtbleicher, D. & Emrich, E. (2002b). *Intensität und Wiederholungszahl als Steuerungsparameter im Krafttraining – State of the art.* Zeitschrift für Physiotherapeuten, 54 (5), 745-750.

- Fröhlich, M. & Schmidtbleicher, D. (2008). *Trainingshäufigkeit im Krafttraining – ein metaanalytischer Zugang.* Deutsche Zeitschrift für Sportmedizin, 59 (2), 4-12.

- Kraemer, W. J. & Fleck, S. J. (2007). *Optimizing strength training. Designing nonlinear periodization workouts.* Champaign, Ill, Leeds: Human Kinetics.

- Martin, D., Carl, K. & Lehnertz, K. (1993). *Handbuch Trainingslehre* (2. Aufl.). Schorndorf: Hofmann.

- Peterson, M. D., Rhea, M. R. & Alvar, B. A. (2004). *Maximizing strength development in athletes: a meta-analysis to determine the dose-response relationship.* Journal of Strength and Conditioning Research, 18 (2), 377- 382.

- Strack, A. & Eifler, C. (2005). *The individual lifting performance method (ILP) – a practical method for fitness- and recreational strength training.* In J. Giessing, M. Fröhlich & P. Preuss (eds.), Current results of strength training research (pp. 153 – 163). Göttingen: Cuvillier.

- Wahle, S. (2009). *Optimiertes Krafttraining mit der ILB-Methode.* Hamburg: Books on Demand.

- Weineck, J. (1994). *Optimales Training. Leistungsphysiologische Trainingslehre unter besonderer Berücksichtigung des Kinder- und Jugendtrainings* (8. Auflage). Erlangen.

- Wirth, K., Atzor, K. R. & Schmidtbleicher, D. (2007). *Veränderungen der Muskelmasse in Abhängigkeit von Trainingshäufigkeit und Leistungsniveau.* Deutsche Zeitschrift für Sportmedizin, 58 (6), 178-183.
- Wolfe, B. L., Le Mura, L. & Cole, P. J. (2004). *Quantitative analysis of single- vs. multiple-set programs in resistance training.* Journal of Strength and Conditioning Research, 18 (1), 35-47.

7.2 Internetquellen

- American Heart Association (2014). *Understand Blood Pressure Readings.* Zugriff am 23.10.2016. Verfügbar unter: http://www.heart.org/HEARTORG/Conditions/HighBloodPressure/AboutHighBloodPressure/Understanding-Blood-Pressure-Readings_UCM_301764_Article.jsp
- Cauza, E., Hanusch-Enserer, U., Strasser, B., Ludvik, B., Prager, R., Georg, P., Pacini G., Wagner, O., Dunky, A. & Haber, P. (2003). *Der Einfluss von Krafttraining bei Typ 2-Diabetes.* Zugriff am 28.10.2016. Verfügbar unter: http://www.aktive-diabetiker.at/data-1997-2007/cauza-kraft.htm
- Croci, S. (2016). *Puls Normalwerte.* Zugriff am 23.10.2016. Verfügbar unter: https://www.blutdruckdaten.de/lexikon/puls-normalwerte.html
- Dobkowicz, M. (Hrsg. Unbekannt). *BMI Tabellen & BMI Rechner.* Zugriff am 23.10.2016. Verfügbar unter: http://www.bmi-tabellen.de
- Heiduk, R. (2013). *Zirkel- und Stations-Training im Vergleich.* Zugriff am 28.10.2016. Verfügbar unter: http://blog.eisenklinik.de/2013/04/19/zirkel-und-stations-training-im-vergleich/
- Hillebrecht, A., Zeißler, S., Frech, T., Rechner, M., Haas, U., Mooren, FC. & Hamar, D. (Hrsg. Unbekannt). *Vergleich der Effekte von zwei Krafttrainingsmethoden als spezifische Trainingsintervention bei Patienten mit Diabetes mellitus Typ 2– Hypertrohpiekrafttraining versus Kraftausdauertraining.* Zugriff am: 28.10.2016. Verfügbar unter: https://www.thieme-connect.de/products/ejournals/abstract/10.1055/s-0032-1314625
- Kasprak, T. (2016). *Zirkeltraining.* Zugriff am 28.10.2016. Verfügbar unter: https://www.dr-gumpert.de/html/zirkeltraining.html
- Prof. Dr. Stemper, T. (2015). *Energieverbrauch durch Muskeltraining. Berechnung für Trainingsempfehlung und Gewichtsmanagement.* S. 92. Zugriff am

28.10.2016. Verfügbar unter: http://www.fitness-gesundheit.uni-wuppertal.de/fileadmin/fitness-gesundheit/pdf-Dokumente/Publikationen/2015/Prof.Stemper_F_G_4-15.pdf

8 Abbildungs- und Tabellenverzeichnis

8.1 Tabellenverzeichnis

BEI GRIN MACHT SICH IHR WISSEN BEZAHLT

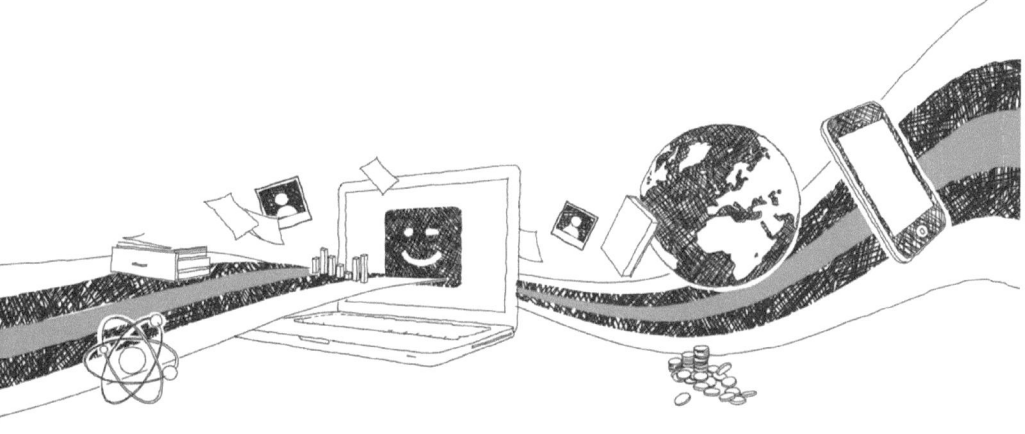

- Wir veröffentlichen Ihre Hausarbeit,
  Bachelor- und Masterarbeit

- Ihr eigenes eBook und Buch -
  weltweit in allen wichtigen Shops

- Verdienen Sie an jedem Verkauf

Jetzt bei www.GRIN.com hochladen und kostenlos publizieren